AF336912

OBSERVATION

DE

GRANDE HYSTÉRIE CHEZ L'HOMME

CRISES CONVULSIVES

ARRÊTÉES PAR LA COMPRESSION DU TESTICULE GAUCHE

ÉTAT LÉTHARGIQUE

Par A. MOSSÉ, Agrégé à la Faculté de Médecine de Montpellier,
Chargé du Cours de Thérapeutique.

L'existence de l'hystérie chez l'homme est aujourd'hui un fait admis sans discussions nouvelles par tous les médecins. On pourrait même dire que les nombreux travaux dont cette névrose a été le sujet pendant ces dernières années amènent à penser qu'elle doit être rangée parmi les accidents nerveux fréquemment observés. Cependant les exemples d'hystérie chez l'homme ont encore le privilège d'attirer vivement l'intérêt de ceux qui les rencontrent; cela tient en partie à ce que leur fréquence relative est plus apparente que réelle, presque tous les faits observés étant publiés.

Nous avons, pour notre compte personnel, appelé déjà l'attention sur quelques particularités étiologiques et symptomatologiques de l'hystérie chez l'homme dans un précédent travail paru, il y a trois ans, dans ce journal (*Gazette hebd. de Montp.*, 1883, *Contribution à l'étude de l'hystérie chez l'homme*). Nous avons cherché alors à faire ressortir que l'hystérie se traduit par des manifestations morbides offrant entre elles la plus grande analogie, sinon une similitude absolue, dans l'un et l'autre sexe, et que même l'hystéro-épilepsie ne saurait être considérée comme un triste apanage exclusivement réservé au sexe féminin (V. *Progrès médic.*, 1882, n°s 50 et 51. *Leçons sur l'Hystérie chez les jeunes garçons*, par M. le professeur Charcot). Toutefois la grande hystérie et les phénomènes du sommeil léthargique ne se rencontrent qu'exceptionnellement chez l'hystérique mâle.

Aussi croyons-nous intéressant, encore aujourd'hui, de relater le fait suivant que nous avons récemment observé chez un jeune homme. Ici l'attaque ne présente pas les périodes successives de la grande attaque d'hystéro-épilepsie telles qu'elles ont été décrites par Charcot et Richer, mais plusieurs de ses caractères justifient notre manière de voir.

Au nombre de ces caractères, nous plaçons la perte absolue de mémoire pour tout ce qui se passe pendant la crise, le retour de l'intelligence ou, plus exactement, le retour de la notion du monde extérieur dans les derniers instants de cette crise, les hallucinations et enfin le sommeil léthargique. D'ailleurs voici la relation des faits dans l'ordre où nous avons été appelé à les constater ; le lecteur en tirera la conclusion qui lui paraîtra légitime. Nous ne ferons suivre l'observation d'aucun commentaire.

« Le dimanche 10 octobre, vers 9 heures du soir, on sonnait précipitamment à notre porte, et une femme en proie à une grande émotion nous priait d'accourir auprès d'un jeune homme atteint de convulsions depuis plus de deux heures. Les convulsions, disait-elle, s'étaient montrées subitement tandis que ce jeune homme partageait avec sa famille le repas du soir. Malgré tous les soins prodigués au malade par les personnes de l'entourage, en l'absence d'un médecin, les convulsions n'avaient pas diminué, l'état actuellement devait être désespéré. La pauvre messagère qui faisait ce récit semblait croire que nous n'arriverions pas à temps, que tout était fini sans doute depuis qu'elle était partie à la recherche d'un médecin Nous accompagnâmes cette femme, plutôt pour calmer son anxiété que dans l'espoir d'être utile au malade, qui, d'après le tableau qui en était fait, était à l'heure actuelle, selon toute probabilité, un moribond n'ayant plus besoin des secours de la médecine.

Arrivé à la maison, nous sommes introduit dans une chambre où se tient une nombreuse assistance entourant un jeune homme de 16 à 17 ans. L'émoi est un peu moindre, maintenant que les convulsions ont presque cessé, mais il reste encore grand, car le malade continue à étouffer et ne parle pas. Un coup d'œil cependant nous permet, avant tout examen plus complet, de rectifier notre grave pronostic et de nous rassurer sur la gravité immédiate des accidents actuels.

Le malade est assis sur son séant, la figure animée, la tête légèrement dans l'extension, le cou saillant en avant. Il porte la main devant la région du cou et le haut de la poitrine, comme pour enlever quelque chose qui l'étranglerait. Son attitude, ses mouvements rappellent complètement ceux des hystériques atteints de spasme laryngé et portant instinctivement la main devant le cou pour rompre le spasme qui les étreint. Notre première idée est donc que nous avons affaire très probablement à une attaque d'hystérie qui a dû être violente, mais touche presque à sa fin. Aussi, après avoir fait ouvrir les fenêtres pour aérer l'appartement, et évacuer presque complètement la chambre, avons nous d'abord recours aux excitations périphériques habituelles (projection vive de quelques gouttes d'eau sur le visage, flagellation de la face, de la paume des mains, etc.). Comme ces moyens, dont l'effet semble cependant rendre le malade un peu plus à lui-même, n'amènent pas la fin de l'attaque, nous essayons ensuite la compression du testicule gauche. Celui-ci est petit, atrophié. Presque immédiatement l'attaque prend fin. L'état intermédiaire qui succède d'ordinaire à ces crises disparaît aussi très rapidement. Le malade, à la grande joie et surprise de ses parents, qui croyaient à un danger prochain, prononce quelques paroles prouvant qu'il a conservé la mémoire des faits antérieurs à l'attaque et qu'il est revenu à son état normal. Après avoir recommandé le plus grand calme pour la nuit et avoir prescrit la médication ordinaire dans ces cas (bromures alcalins, antispasmodiques et hydrothérapie), nous laissons le malade, en rassurant la famille sur le pronostic immédiat de l'attaque qui venait de se terminer, mais non sans avoir averti qu'on devait redouter le retour d'accidents analogues à ceux qui venaient de se dérouler.

Le lendemain à 6 heures du soir, nouvelle crise offrant les mêmes caractères que celle de la veille. Les parents viennent nous chercher en toute hâte ; quand nous arrivons, le malade est en pleine période de convulsions, suffocant, luttant contre le spasme qui l'étreint à la gorge, mais, particularité digne d'attention, il est absolument étranger à ce qui l'entoure. La projection d'eau sur le visage et les autres excitations périphériques usitées en pareille circonstance restent sans effet ; la compression du testicule gauche arrête les phénomènes convulsifs et fait avorter l'attaque. Bientôt X... reprend ses sens, dit qu'il n'a plus rien. Il nous serait difficile de préciser le temps pendant lequel a été pratiquée la compression, d'ailleurs modérée : une minute environ. Après quelques courts instants laissés au malade pour revenir complètement à lui, X..., sur notre invitation, quitte son lit et s'habille pour assister avec sa famille au repas, dont l'heure approche. Il déclare d'ailleurs qu'il se sent bon appétit.

Le diagnostic posé la veille semblait donc confirmé par la succession des événements. Il s'agissait évidemment d'un nouveau cas d'hystérie chez l'homme, hystérie grave, dans laquelle, d'après ce qui m'était raconté par le malade et ses parents, il y avait une aura permettant au jeune X.... de reconnaître que l'attaque allait venir et lui permettant d'aller se mettre au lit, mais offrant cette particularité, qu'à partir du moment où éclatait la crise jusqu'au réveil il demeurait complètement étranger à ce qui l'entourait, et ne gardait aucun souvenir de ce qui venait de se passer.

En raison de l'intensité de ces crises et de cette perte de la conscience durant l'attaque, le cas actuel paraissait surtout devoir être classé parmi les cas *d'hystéro-épilepsie* plutôt que d'hystérie simple. Les phénomènes nouveaux que nous devions être appelé à constater ultérieurement ont confirmé notre appréciation première. Mais avant de décrire ces nouveaux accidents, il est utile de rappeler ici les circonstances dans lesquelles s'étaient montrés les phénomènes nerveux dont nous venons de parler et de dire quelques mots sur les antécédents du malade.

La crise une fois calmée, il fallait en effet chercher à analyser quels étaient les éléments pathogéniques de cet état pathologique, afin de le combattre, si possible, dans son principe, ou d'en atténuer au moins les effets. Voici ce que nous apprenaient à ce sujet l'interrogatoire du malade et les renseignements de sa famille.

X... n'a jamais eu de maladies sérieuses, excepté deux bronchites, l'une à l'âge de 4 ou 5 ans, la seconde à l'âge de 12 à 13 ans, qui ont exigé toutes deux des soins pendant quelque temps. Enfant, il n'a jamais eu ni convulsions ni autres maladies. Cependant, depuis son enfance jusqu'à l'âge de 12 à 13 ans, il a présenté de l'*incontinence nocturne d'urine*, à laquelle sa famille n'a pas prêté grande attention. Il ne paraît pas y avoir d'antécédents diathésiques héréditaires. Le père et la mère sont vivants et en bonne santé. Deux frères aînés, robustes, n'ont jamais été malades ; une sœur plus jeune, en bonne santé également. Comme antécédents personnels, X... n'a jamais fait d'excès d'aucune sorte ; sa vie était régulière. La mère, femme très intelligente, a surveillé son fils et n'a jamais rien remarqué qui lui ait donné des doutes sur sa conduite ou ses habitudes. En résumé, dans les antécédents, le fait principal à signaler à cause de la valeur séméiologique qu'il peut revêtir, c'est l'incontinence d'urine. Il n'y a pas eu de pollutions nocturnes. X... est aujourd'hui assez bien développé pour son âge, si l'on ne porte l'attention que sur les membres et le tronc; mais la figure reste encore un peu enfantine, l'expression du visage a quelque chose d'indécis qui par instants peut faire naître la question de savoir si X... est équilibré normalement au point de vue cérébral, s'il n'y aurait pas là un certain degré d'insuffisance. Mis en apprentissage depuis deux ans, il a bien appris son métier et n'a donné lieu à aucune plainte contre lui. Il y a environ un mois, dans la nuit du 3 au 4 septembre, X... se rendait à son travail vers deux heures du matin, quand il fut, — à ce qu'il raconte, — arrêté dans la rue par deux individus qui cherchèrent à le dévaliser ; l'un le tenait solidement par les mains, tandis que l'autre le fouillait; il ne lui fut fait d'ailleurs aucun mal. Cette scène a-t-elle eu réellement lieu, comme le dit le malade? ou, comme quelques-uns l'ont prétendu, n'a-t-elle existé que dans l'esprit du patient déjà halluciné ? Il est difficile de l'affirmer. Quoi qu'il en soit, le lendemain de ce jour X... reste triste, abattu, et le soir il a sa première crise. Celle-ci débute par une sorte de sentiment de défaillance, de douleur épigastrique ; puis X... tombe dans le délire, il voit les voleurs, se défend contre eux, il se débat, parle, gesticule, enfin se sent vaincu. « Ah ! si j'avais mon chien, s'écrie-t-il ». X... a un petit chien qu'il aime beaucoup et qui le suit très souvent. Après un certain temps il se calme, s'endort, et, au réveil ou le lendemain, ne se souvient de rien, mais reste fatigué. On comprend que dans le délire il répète la scène de l'arrestation que, — avec l'entourage du malade, — nous croyons parfaitement pouvoir s'être trouvée réelle et avoir joué dans l'éclosion des accidents actuels le rôle de cause occasionnelle chez un individu prédisposé. Au point de vue de la prédisposition névropathique, la longue incontinence d'urine dont nous avons parlé plus haut nous semble avoir une certaine valeur séméiologique, puisqu'on la rencontre généralement, comme le fait remarquer Trousseau, chez des sujets qui présenteront plus tard les manifestations névrosiques graves, hystérie ou épilepsie.

Ces crises se répètent plusieurs fois (4 ou 5) pendant le mois de septembre, avec le même caractère. Elles surviennent toujours le soir de 5 à 8 heures environ, et durent environ deux heures.

La famille, effrayée de cet état, fait interrompre le travail à l'enfant et, sur les conseils de notre excellent Confrère, M. le D\u02b3 Vincent, institue un traitement sédatif du système nerveux et reconstituant. A la fin du mois de septembre, les crises changent de caractère; il n'y a plus de délire, mais l'aura ainsi que les mouvements convulsifs se marquent plus nettement. A partir de cette époque, voici en général comment les choses se passent. X... éprouve d'abord un sentiment de défaillance à l'estomac, un malaise qui annonce sa crise ; pendant quelques instants il a la sensation pénible d'un corps qui le serre dans la région épigastrique, et remonte comme une boule vers la gorge. D'ordinaire, après avoir résisté quelques instants, X... va se coucher, et aussitôt la crise convulsive éclate. Il fait des gestes, comme s'il suffoquait, et semble demander de l'air, portant la main à la gorge, à la poitrine. Après la crise convulsive — comme cela avait lieu après le délire dans la période précédente, — le sommeil survient, et X..., le lendemain, ne se souvient de rien [1].

C'est pour une crise de ce genre, mais plus forte encore que les précédentes, que nous avons été appelé le 10 octobre. Comme on l'a vu plus haut, nous sommes arrivé à la dernière période d'une attaque qui durait depuis trois heures environ, et dont nous avons pu hâter la terminaison. Dans ce cas, la fin de la crise ne fut pas suivie de sommeil.

---

[1] Ces renseignements nous ont été donnés surtout par la mère du malade, qui a suivi de près son enfant et se rend assez bien compte de ce qui s'est passé.

BIBLIOTHÈQUE — IMPRIMÉS

A ce moment, nous avons constaté que le malade, quoique ne pouvant prononcer aucune parole, avait son intelligence. Le lendemain 11 octobre, nouvelle attaque vers 6 heures du soir, qui est jugulée par la compression du testicule, attaque dont nous avons déjà parlé. Quand la crise fut arrêtée, nous quittâmes M. X... après avoir donné le conseil d'envoyer chercher le médecin de la famille si des crises nouvelles se présentaient, et après avoir discrètement enseigné au père comment il pourrait atténuer ou faire avorter une crise dans les cas où celle-ci serait trop forte.

Pendant toute la durée du mois d'octobre et du mois de novembre, point de nouvelles du jeune malade, excepté un jour où nous le rencontrâmes fortuitement. L'état, disait-il, s'était très amélioré, mais il n'y avait pas eu de traitement suivi régulièrement. Chaque jour il allait se promener, en attendant de revenir à l'atelier.

Le 9 décembre, X... avait repris son travail depuis trois ou quatre jours, quand il sentit dans l'après-dîner un malaise passager, avec sentiment de défaillance, qui dura très peu d'instants. Il rentra chez ses parents, et parut être revenu à son état normal; mais vers 7 heures du soir éclatait une nouvelle crise pour laquelle je fus appelé avec M. le D\u02b3 Vincent, crise qui ne ressemblait pas aux deux variétés précédentes. Celle-ci a débuté par le même genre d'aura (malaise, boule épigastrique) ; le malade a gagné son lit, mais, une fois dans le lit, à moitié habillé, il ne s'allonge pas, il reste assis, frappe dans les mains, et se met à chanter ou plus exactement à moduler un air, gesticulant en cadence, sans prononcer une parole. Il s'agite, tantôt chante plus fort, tantôt doucement, est absolument étranger à tout ce qui l'entoure ; on lui parle, il ne répond pas ; on veut le faire coucher, on lui demande de rester tranquille, il demeure absolument insensible; on crie dans son oreille, il n'entend rien, demeure impassible, continuant à chanter, à battre des mains et à s'agiter. C'est dans cet état qu'il est encore quand nous arrivons auprès de lui, deux heures environ après le début de la crise.

Il n'y a pas eu de grandes convulsions. La mère, qui nous fournit ces renseignements, ajoute que depuis notre dernière visite son fils a eu plusieurs crises, en général peu marquées, sauf une survenue un dimanche soir, après que le jeune X... eût été au café, où il avait pris avec des camarades « une absinthe et un picon ». Quelques-unes avaient été à peine sensibles; d'autres, qui s'annonçaient convulsives et menaçaient d'être sérieuses, avaient été arrêtées par le père au moyen du procédé indiqué. Ce procédé n'avait pas été employé, en raison de l'absence du père, le dimanche où X... avait commis son écart de régime, et la crise avait été la plus longue de toutes celles qui se sont montrées depuis le 10 octobre jusqu'à ce jour.

Aujourd'hui, la compression du testicule gauche n'a plus l'efficacité qu'elle avait les jours précédents. La compression dans le flanc gauche avec le poing fermé paraît un instant diminuer l'état dans lequel se trouve X...; celle du testicule gauche, qui n'est pas ressentie, semble à un moment avoir pour effets de modifier le genre de crise ; X... ne chante plus, il s'arrête un instant les yeux fixés à droite, comme dans une hallucination de la vue ; puis tout d'un coup il se retire en arrière, vers le bord gauche, avec une expression de crainte, presque de terreur, et tomberait en dehors si l'on ne le retenait. Enfin les phénomènes se calment ; X... reste tranquille, puis s'assoupit, et progressivement tombe dans un état très semblable au sommeil, si ce n'est le sommeil même. Il y avait environ une heure que nous étions près de lui, et trois heures que les phénomènes avaient commencé.

Pendant toute la durée de cette crise, l'anesthésie est absolue : si l'on pince, si l'on pique X... sur les membres, à la ace, aucun réflexe, aucun mouvement ne trahit que l'impression ait été perçue. Il en est de même si on l'appelle, si même on lui crie son nom dans l'oreille. La lumière très vivement approchée de l'œil laisse la pupille entièrement immobile. Seule la projection de quelques gouttes d'eau sur

la face amène un léger réflexe dans les muscles de cette
région.

Ce sommeil tranquille dure jusqu'au lendemain matin ;
X... se réveille vers 9 heures, se lève, et machinalement
fait un très grand nombre de fois le tour de l'appartement
sans prononcer une parole ; il est conduit au bain, puis en
sortant de l'eau énergiquement frictionné par le garçon de
l'établissement ; il ne manifeste point par le moindre mouvement qu'il ait la sensation de l'endroit où il se trouve, ni
du traitement qu'on lui fait subir. Après le bain, appuyé au
bras de sa mère, il fait une assez longue promenade sans
prononcer une parole, étranger à tout ; après une demi-heure
de marche environ, pour la première fois, il paraît entendre
ce que sa mère crie depuis longtemps à son oreille, alors que
jusqu'à cet instant il n'avait rien entendu ; il répond deux
monosyllabes, prend une prise de tabac qu'on lui offre, et
c'est tout. Il reste dans son état d'insensibilité absolue,
étranger à tout ce qui l'entoure, marchant comme s'il était
dans une sorte d'état de somnambulisme. Rentré chez lui
dans l'après-dîner, il est mis au lit, s'endort ou du moins
tombe dans un état léthargique spécial.

Les mouvements du thorax sont réguliers, la respiration
est calme, le visage ne trahit aucune fatigue ni altération.
Les paupières sont fermées, quand on les écarte on voit que
l'œil est convulsé en haut. L'anesthésie paraît complète.
L'excitation de l'ouïe, de l'odorat, de la vue, les excitations
cutanées, la compression de divers nerfs, celle des régions
considérées comme hystérogènes, auxquelles nous avons
recours, mon excellent confrère, le Dr Vincent et moi, dans
le but de réveiller ou d'exciter X..., restent absolument
inefficaces. Cet état de léthargie dure depuis le vendredi
10 décembre jusqu'au dimanche soir 12 décembre, où il prend
fin dans les circonstances que nous allons relater.

Le samedi 11 décembre, X... n'étant pas allé à la garde-
robe, nous prescrivons un lavement afin de vider l'intestin ;
X...a une répulsion instinctive pour ce genre de médication ;

il la subit ce jour-là sans protestation. Le 12 décembre, X...
a uriné dans le lit, il n'y a pas eu de garde-robes. Aujour-
d'hui le sommeil, ou plus exactement l'état léthargique, est
moins profond. Le malade remue davantage dans le lit ; les
membres, soulevés, retombent inertes ; X... ne témoigne
encore par aucun signe qu'il entende, quand on crie à son
oreille ; les yeux sont toujours insensibles à la lumière, les
cornées cachées sous la paupière supérieure. L'analgésie
parait encore généralisée sur toute l'étendue des membres
et du tronc. Toutefois il faut signaler aujourd'hui un détail
particulier qui indique que la sensibilité n'est plus abolie
dans toutes ses manifestations. Si l'on excite la peau de la
face d'une manière superficielle, on voit se produire un
réflexe dans les muscles de la région ; si l'on applique une
pichenette sur le bout du nez, immédiatement les paupières
se contractent et sont animées, tout en restant abaissées,
d'un mouvement de clignotement qui ne se produit qu'une
fois, mais que la même excitation fait reparaitre toujours de
la même façon. Quand nous quittons X... vers midi, après
avoir renouvelé la prescription de la veille, nous laissons
entrevoir aux parents l'espoir que X... pourrait peut-être se
réveiller dans la journée, et nous leur recommandons de ne
point s'effrayer si, quand les yeux s'ouvriraient, X... n'avait
pas immédiatement conscience de son état, ou si après quelques instants de réveil il se rendormait de nouveau.

A 1 heure, on fait la lotion alcoolisée camphrée suivie
d'une friction. Comme la veille, ce moyen semble secouer
un peu la torpeur. Vers 2 h. 30, on veut administrer un lavement, mais à peine la canule est-elle approchée du corps
que X... se rejette en arrière et, les yeux toujours fermés, se
raidit et se débat contre l'introduction. Heureuse de ce pre-
mier résultat, qu'elle considère comme l'indice du réveil,
la mère du malade insiste et crie bien fort qu'elle ne cédera
pas, qu'il faut que X... se résigne ; celui-ci se débat encore
plus énergiquement, prononce quelques paroles mal arti-
culées : « *Veux pas.* » Enfin, il ouvre les yeux, regarde les

personnes qui l'entourent, et, après quelques minutes, est
étonné de se trouver au lit. Il voit qu'il fait jour et demande
à sa mère pourquoi elle ne l'a pas éveillé plus tôt pour aller
au travail. Fidèle aux recommandations que nous lui avions
faites, la mère ne parle pas à son fils de ce qui vient de se
passer. « — Parce que tu es quelquefois un peu fatigué et
que j'ai mieux aimé te laisser dormir ce matin. » X....
voyant ensuite le lit de sa mère fait à côté du sien : « —Tiens !
vous avez fait le lit et je ne l'ai pas entendu ; c'est éton-
nant ! » Puis, tout d'un coup, ses yeux s'arrêtent sur la
seringue abandonnée par terre, et il se met à rire. Ses paroles et ses gestes indiqueraient, d'après ce que l'on nous
rapporte, qu'il a gardé le souvenir de l'incident qui a précédé, sinon déterminé le réveil, et de la résistance oppo-
sée (?). Peut-être cependant, comme X... a d'habitude une
grande répugnance pour ce genre de médication, ses paroles
et son sourire pourraient-ils s'appliquer d'une manière
moins précise à l'incident qui vient de se passer, et tien-
nent-ils, soit à un souvenir antérieur, soit à l'acte évoqué
en son idée par la vue de l'instrument et à la résistance
qu'il est disposé à faire à toute tentative de ce genre. Quoi
qu'il en soit, il n'est pas impossible que, avant d'ouvrir les
yeux et à un moment très voisin de la fin de la crise, X....
ait pu commencer à recouvrer conscience du monde extérieur et en ait gardé le souvenir.

Si l'on se rapporte à ce que nous avons dit plus haut de la
journée du 9 décembre, on voit que la crise a duré soixante et
douze heures environ, du jeudi 9 au dimanche 12 décembre.
Pendant ce temps, nous avions essayé de faire de la révulsion
sur les extrémités inférieures, et une lotion alcoolisée camphrée sur tout le cops, suivie de frictions sèches. Une mou-
che avait été d'abord appliquée à la nuque ; la vésication
produite et la plaie pansée sans que le moindre mouvement
ait indiqué une sensation de douleur due à la plaie. La friction, commencée énergiquement, ayant excité des plaintes
et un peu d'agitation, avait été interrompue. A l'intérieur,

nous avions prescrit les stimulants diffusibles et les anti-spasmodiques. L'alimentation consistait en lait, jus de viande, bouillon, que l'on introduisait avec précaution dans la bouche du malade et qu'il avalait sans difficulté. Le valérianate de Pierlot, qui administré pur avait été rejeté, fut très bien toléré étendu dans un peu d'eau sucrée ; faudrait-il admettre, d'après ce fait, que le goût et l'odorat n'étaient pas complètement abolis ?

La tranquillité et l'isolement avaient été recommandés après le réveil. Ces prescriptions sont relativement assez bien suivies ; d'ailleurs, peu d'instants après le reveil, rien dans l'habitus extérieur du malade ne ferait soupçonner la crise qu'il vient de traverser, et ce n'est pas sans un grand étonnement mêlé de joie que la famille voit le jeune X... parler, se lever, demander à manger et très bien supporter un bouillon et la côtelette. Le soir, il s'endort d'un sommeil calme, paisible.

Le lendemain lundi, 13 décembre, quand nous arrivons avec M. le Dr Vincent, X... a passé une très bonne nuit, il a repris son aspect ordinaire. Il nous reconnaît très bien, nous salue et trouve nos deux noms sans aucune difficulté. La sensibilité est revenue, la compression du testicule droit ou celle du testicule gauche ne déterminent aucun phénomène annonçant l'invasion d'une crise, et, après quelques secondes, nous jugeons inutile de prolonger l'expérience. Le souvenir des choses qui se sont passées jusqu'au moment où la grande crise a éclaté (jeudi soir 6 heures), reste très net dans la mémoire de X....; il nous raconte même les divers incidents qui ont précédé et suivi la petite crise qu'il a eue ce jour-là à son atelier et qui a déterminé sa rentrée chez lui ; mais ses souvenirs s'arrêtent au moment où le sentiment de malaise et de boule épigastrique, contre lequel il a lutté quelques instants, l'ont amené à aller se mettre au lit.

Depuis le 12 jusqu'au 20 décembre, l'état se maintient relativement bon ; X... sort tous les jours, va se promener, est

conduit au bain, qui après quelques jours doit être remplacé
par la lotion, puis par le drap mouillé, et enfin la douche,
suivant les effets produits. Notre malade ne se plaint que
d'une céphalalgie peu intense, mais revenant fréquemment,
parfois gravative et occupant la partie postérieure de la
tête. Il a bon appétit, et n'a pas repris encore son travail.
Quant au traitement ultérieur, nous recommandons surtout
l'isolement et l'hydrothérapie.

Le 21 décembre, nous avons examiné avec soin X... au
point de vue de la sensibilité générale, de la sensibilité à la
douleur et à la température ; ces diverses variétés de sensibilité sont conservées. Nous n'avons trouvé , ni plaques
d'anesthésie, ni plaques d'hyperesthésie bien évidente. Nous
ne parvenons non plus à découvrir aucune zone hystérogène
à la surface du corps. La sensation des couleurs est perçue
par les deux yeux. Le sens musculaire est bien conservé. La
force musculaire (autant qu'on peut s'en rendre compte sans
dynamomètre) paraît à peu près normale aux membres in-
férieurs et aux membres supérieurs, mais les membres droits
ont une vigueur musculaire plus accentuée que les gauches.

La comparaison attentive du côté droit et du côté gauche
indique une prédominance légère des proportions des membres du côté droit sur ceux du côté gauche. Au membre supé-
rieur, la différence n'est sensible qu'au niveau de l'épaule.
Au membre inférieur, elle se voit mieux, et la mensuration
indique une légère diminution de volume pour la jambe
gauche. Il n'y a pas d'assymétrie de la face ni de déviation
de la luette.

La sensibilité générale est la même des deux côtés ; l'œil
gauche nous paraît posséder une moindre acuité visuelle
que le droit. Le bruit de la montre cesse d'être entendu à
gauche à une distance deux à trois fois moindre qu'à droite.

Le testicule droit a des dimensions un peu moindres
que celles qu'il devrait avoir normalement, mais cette différence est peu sensible. Au contraire, à gauche, cet organe est
atrophié, ses dimensions atteignent à peine le tiers de celles

du testicule droit. Le père du jeune malade dit présente r
un défaut de conformation de même nature.

Nous arrêterons ici cette observation, déjà bien longue, et
que nous aurions voulu cependant donner plus complète
sur quelques points. Comme nous l'avons dit, nous ne la
ferons suivre d'aucun commentaire. La discussion et l'ana-
lyse critique nous entraîneraient trop loin. Nous lais-ons au
lecteur qui aura eu la bonne volonté de nous suivre, le soin
d'en tirer les conclusions qui lui paraîtront appropriées. Pour
le moment, nous n'avons voulu que faire connaître ce fait à
titre de document. Intéressant par lui-même au point de vue
des phénomènes observés comme au point de vue de l'évo-
lution ultérieure qui demande à être surveillée de près, il
peut encore gagner à être rapproché des faits analogues, qui
sont relativement rares.

www.ingramcontent.com/pod-product-compliance
Lightning Source LLC
LaVergne TN
LVHW051035060726
842524LV00007B/2837